모기 잡기

미로 위에 있는 모기를 모두 잡고 도착까지 가보세요.

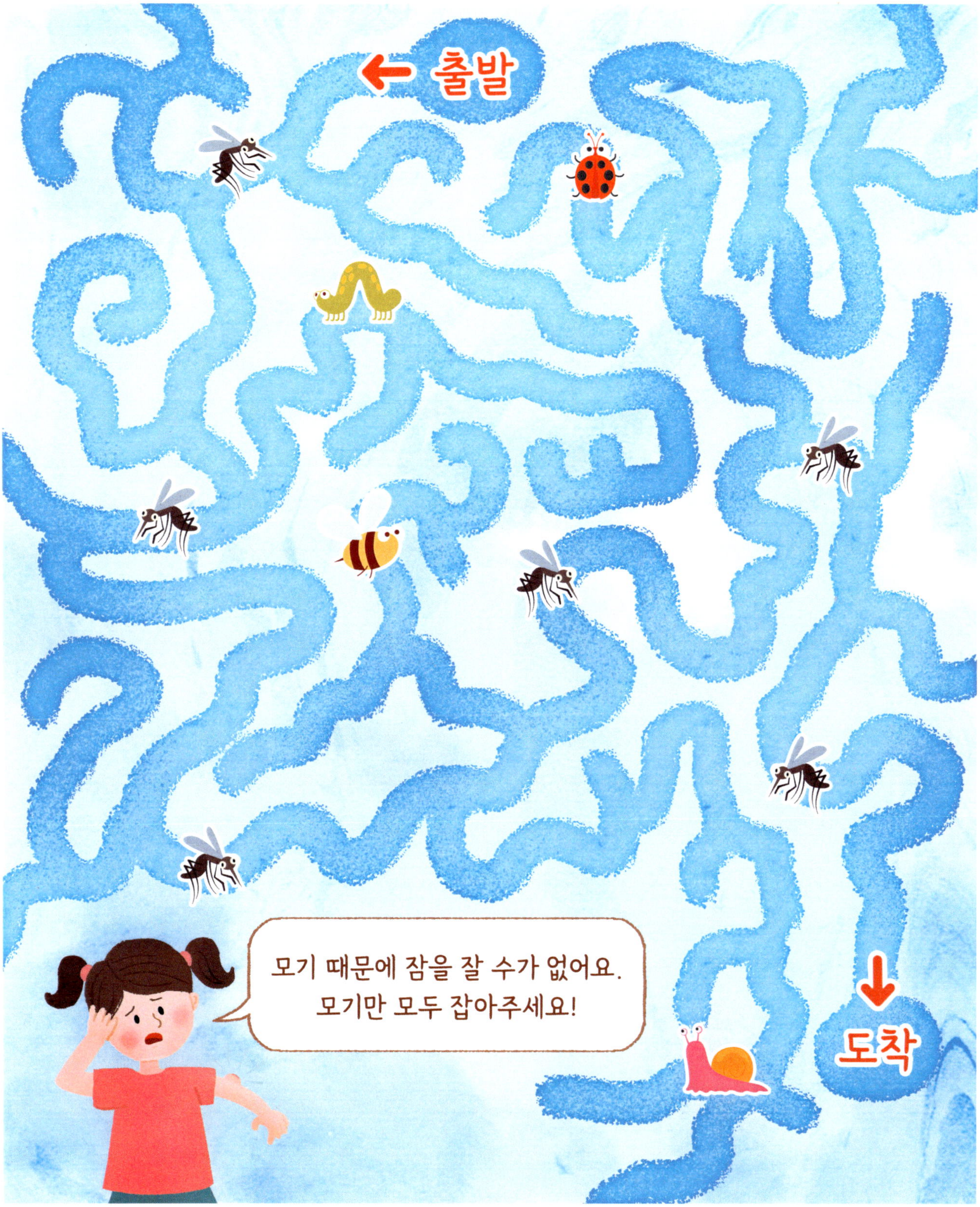

아이의 딱지

〈보기〉의 그림을 잘 보고 해당하는 딱지를 모두 모아 도착까지 가보세요.

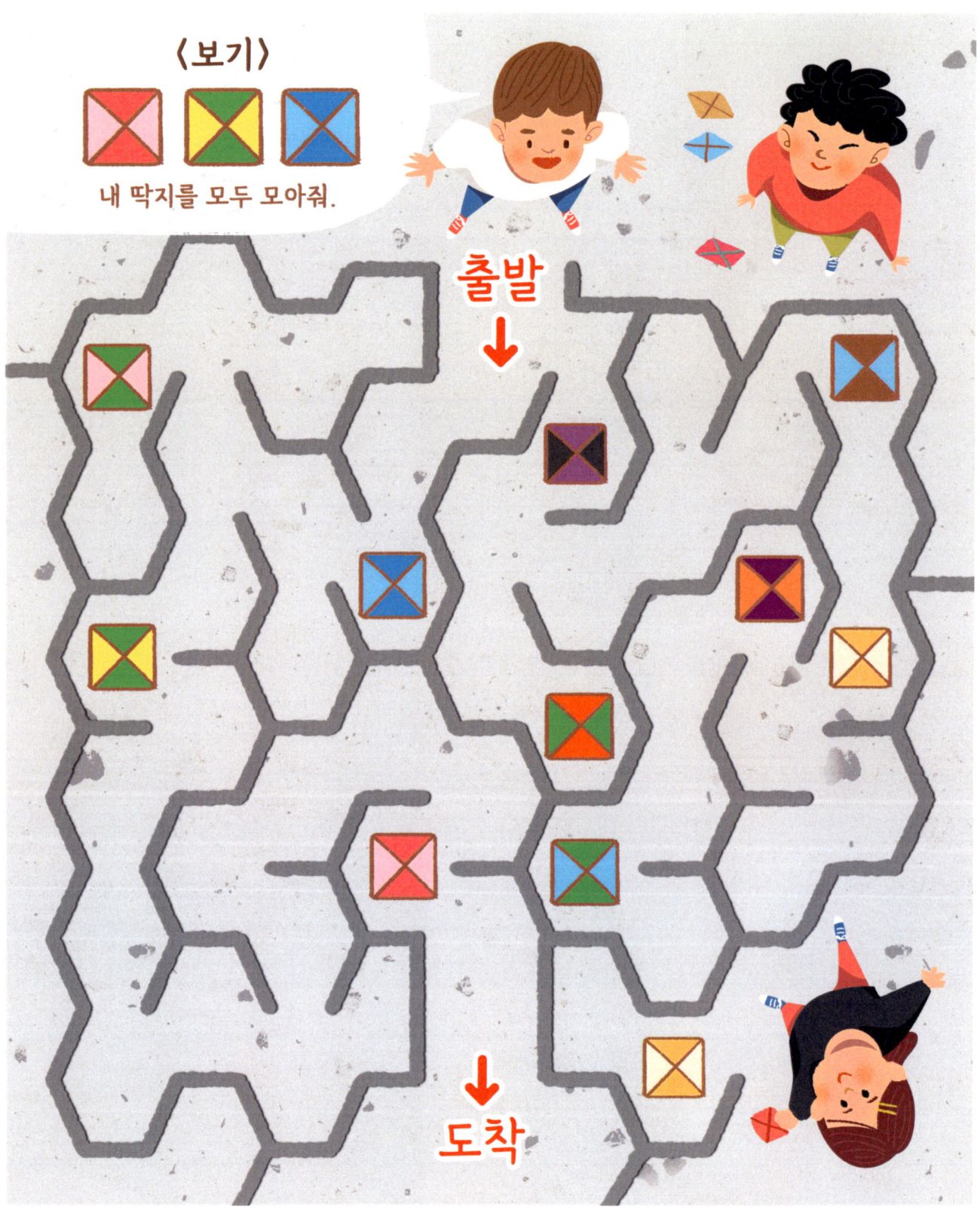

겨울과 어울리는 그림

선을 따라가 겨울과 어울리는 그림을 찾아보세요.

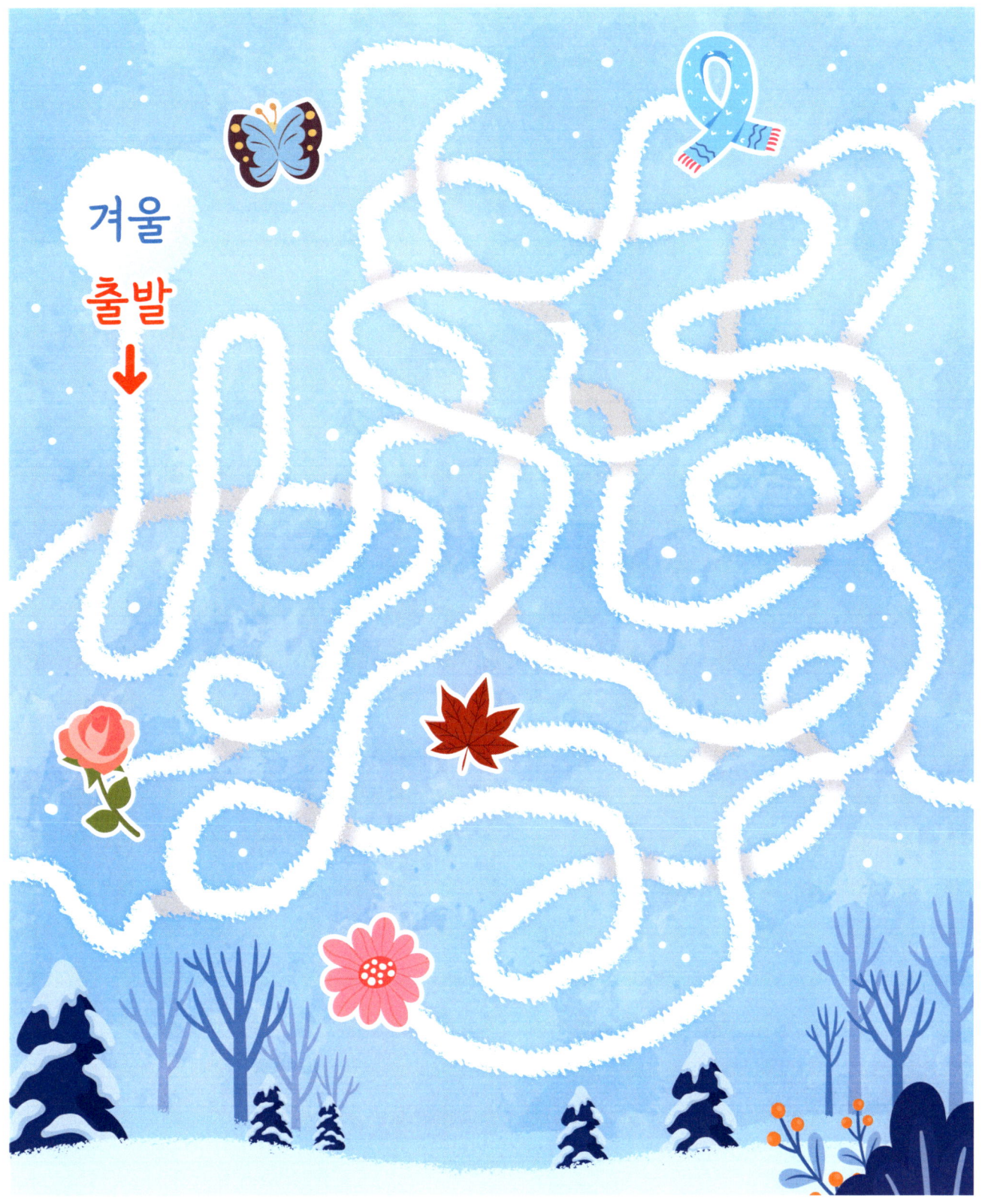

맛있는 핫도그

미로를 따라 출발에서 도착까지 가보세요.

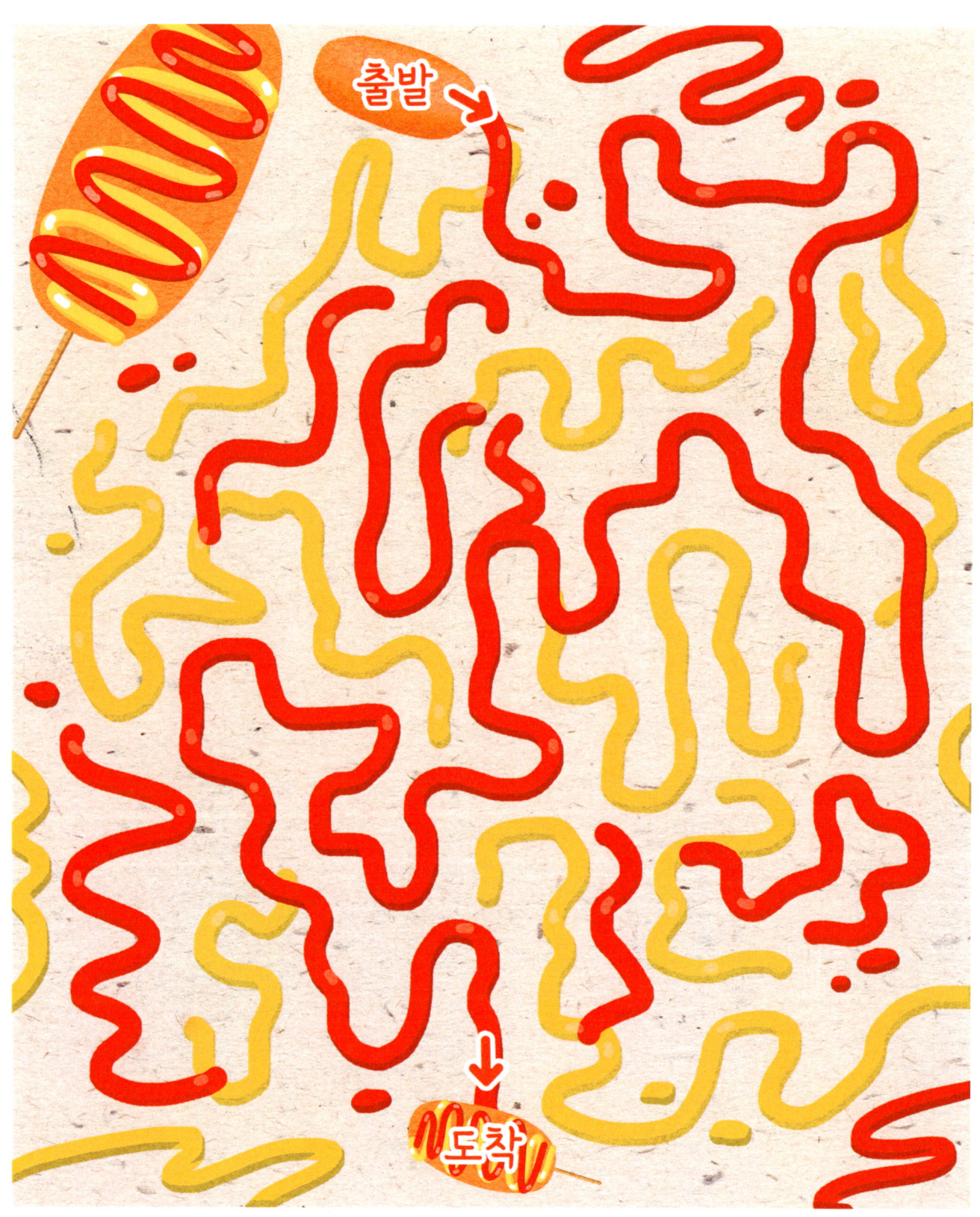

알파벳 미로

〈보기〉를 참고하여 알파벳 순서대로 출발에서 도착까지 가보세요.

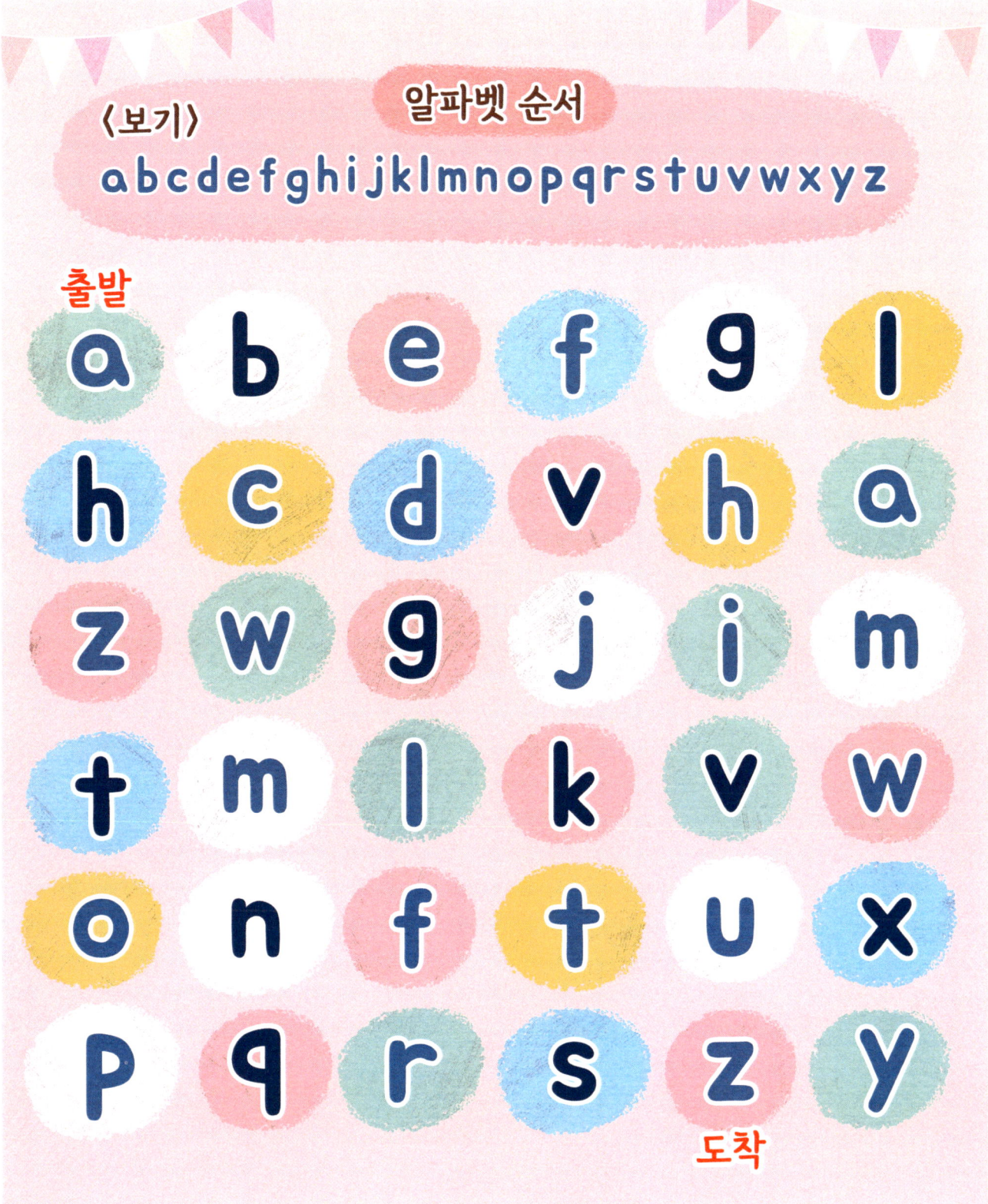

산수 미로

미로를 풀고, 할머니가 구매한 떡의 합계 금액을 알아맞혀 보세요.

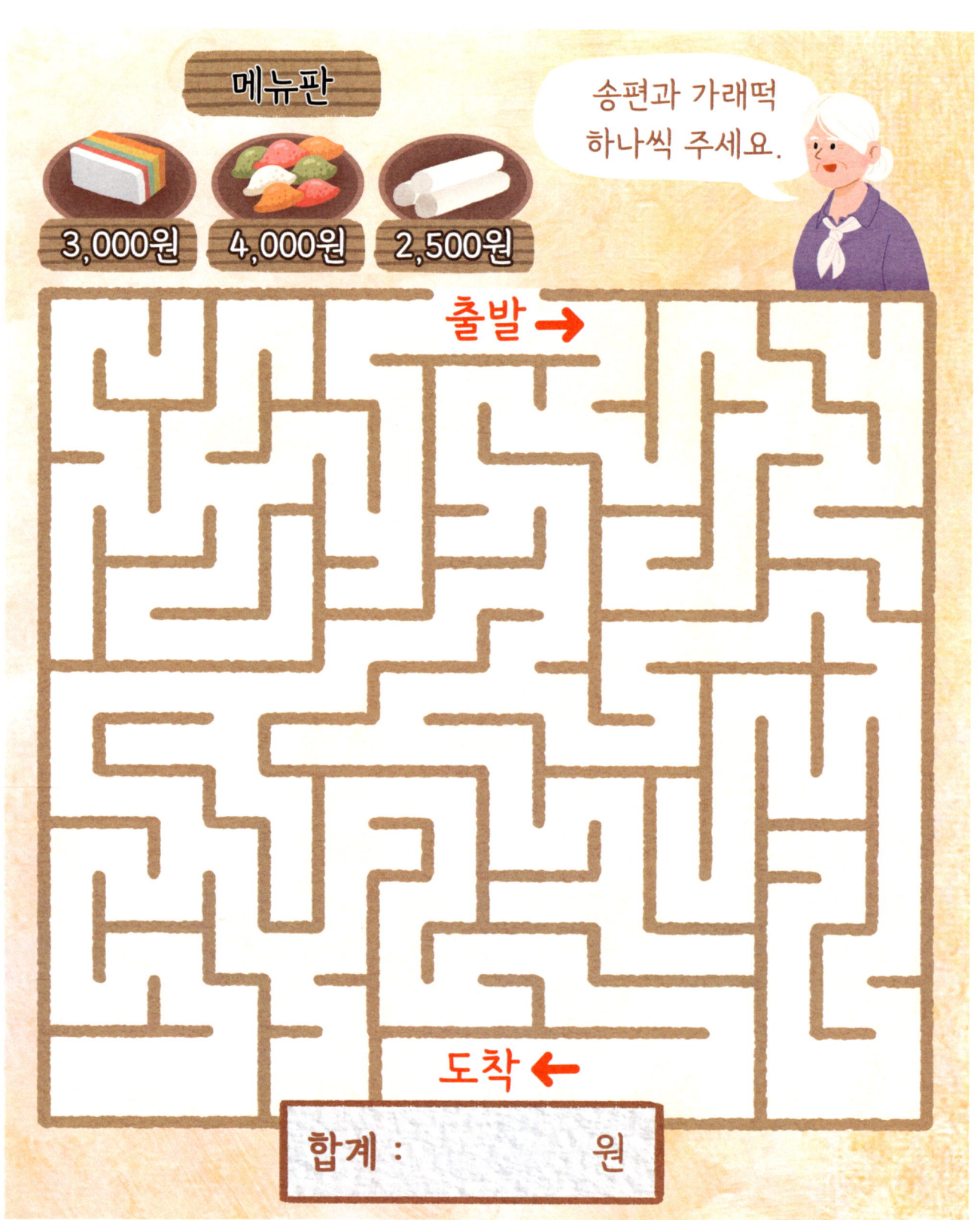

수수께끼 미로

미로를 따라 출발에서 도착까지 가보고, 빈칸에 질문의 답을 적어보세요.

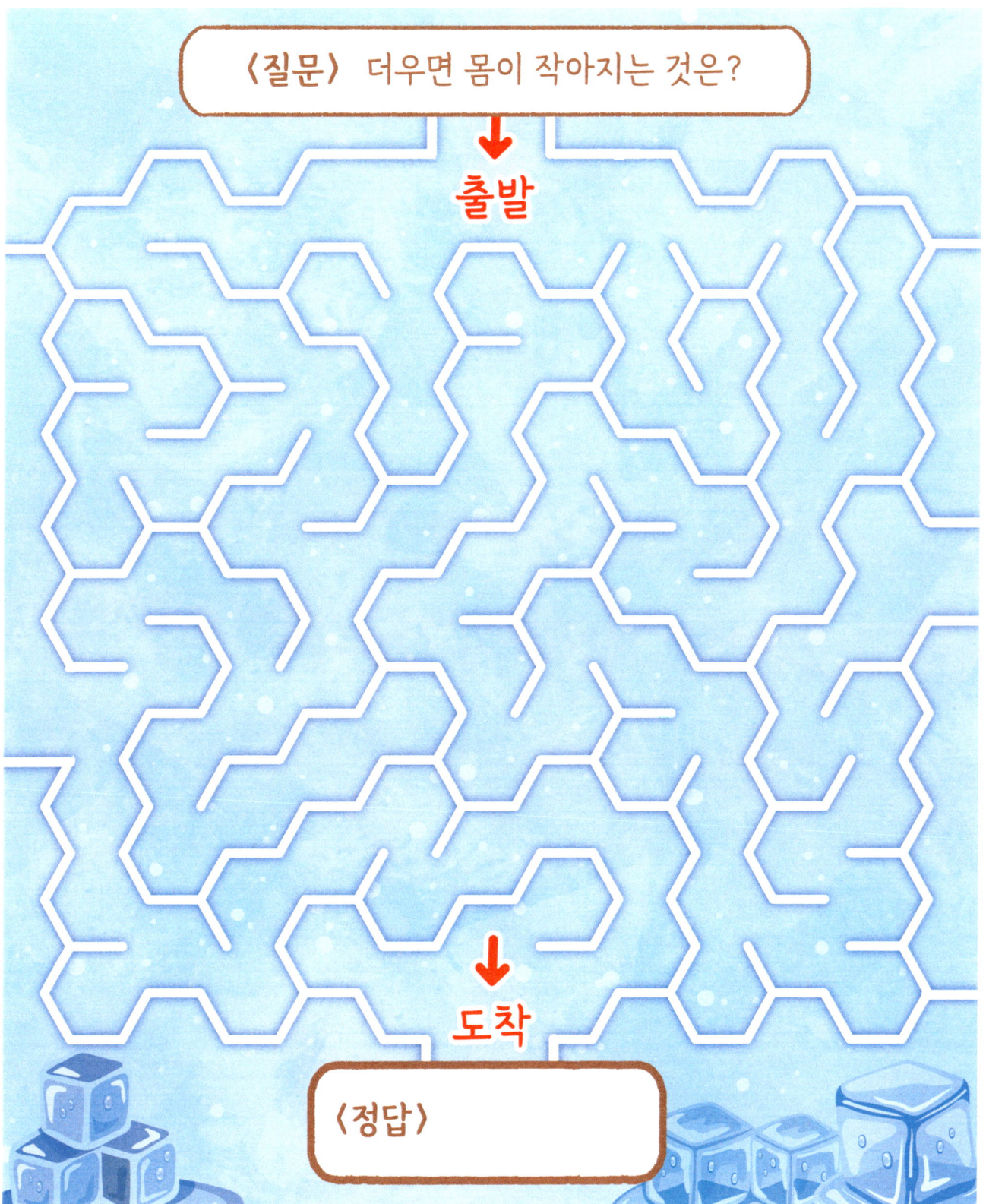

우산 찾기

선을 따라가 어떤 것이 아이의 우산인지 알아맞혀 보세요.

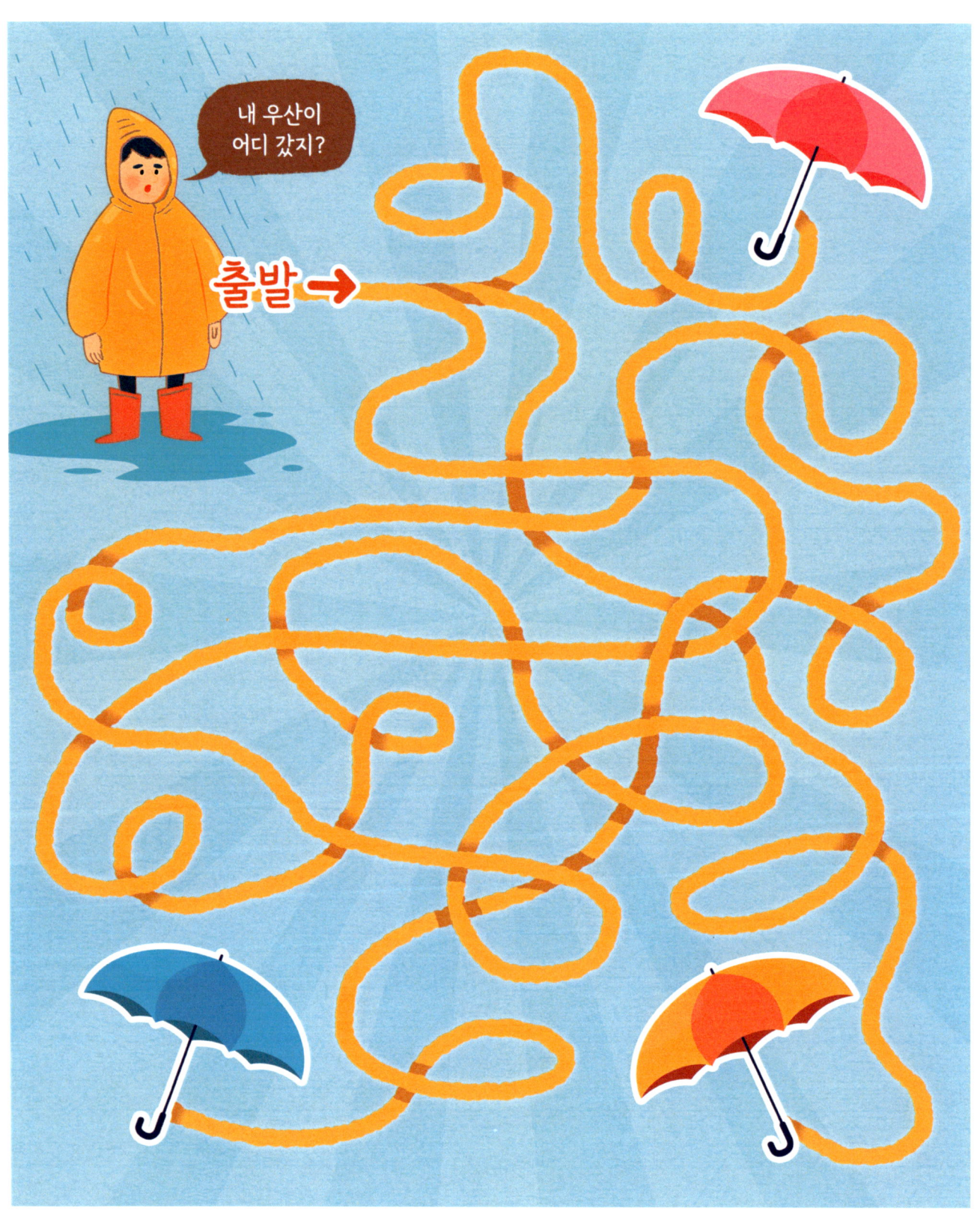

김밥 만들기

김밥 재료를 모두 모아 도착까지 가보세요.

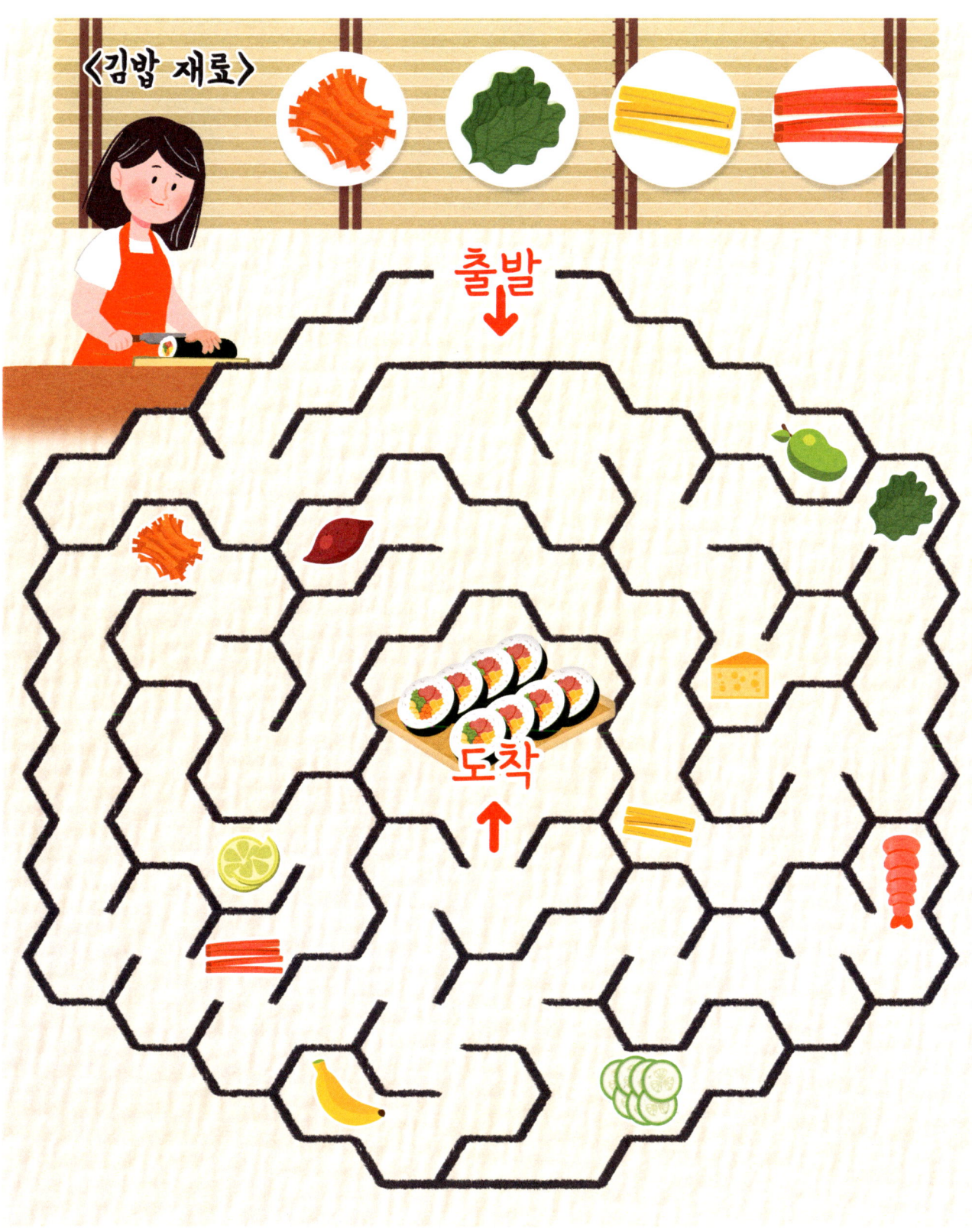

식물의 씨앗

선을 따라가 씨앗이 어떤 식물로 자랄지 알아맞혀 보세요.

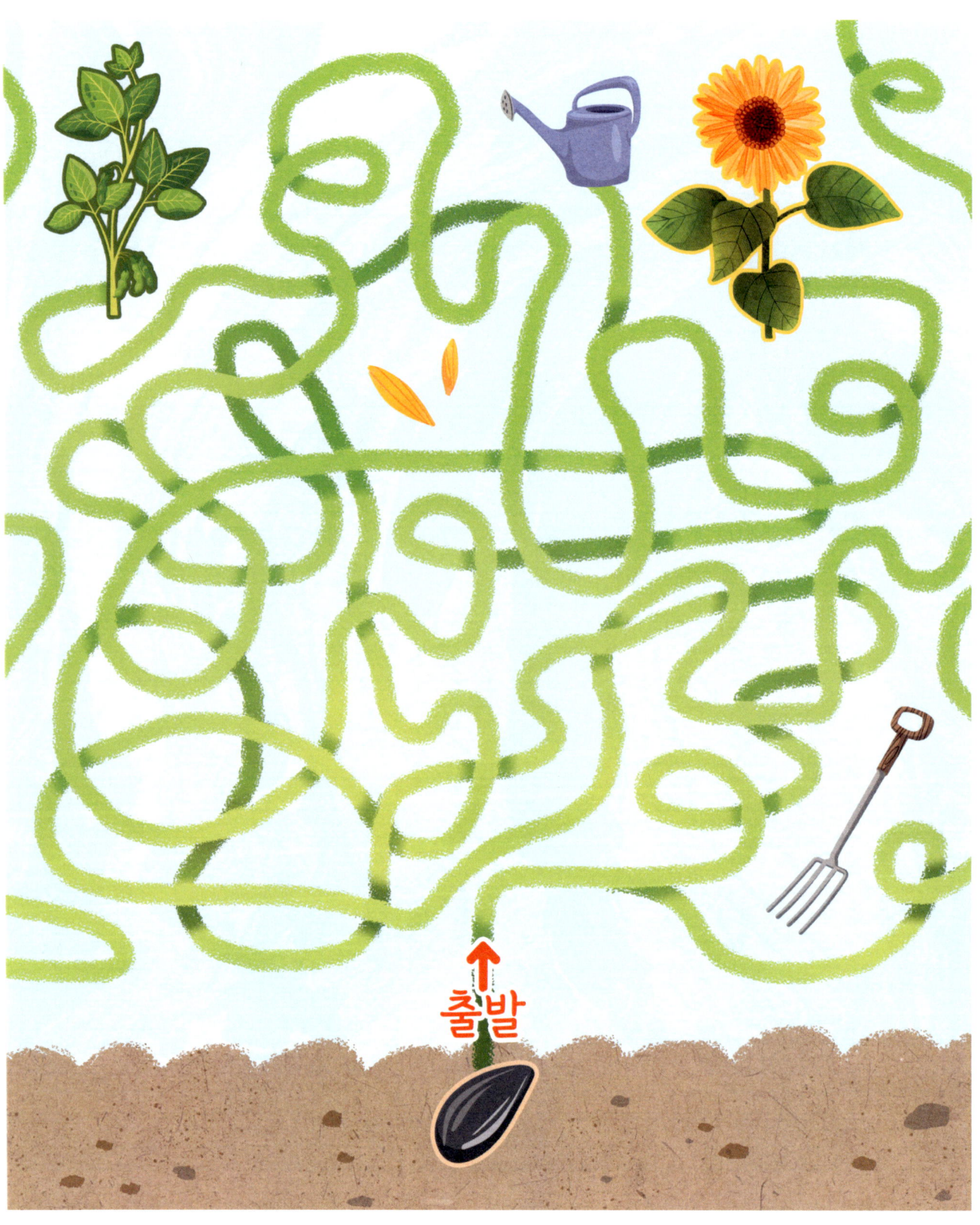

전화기 미로

전화기에 있는 미로를 따라 출발에서 도착까지 가보세요.

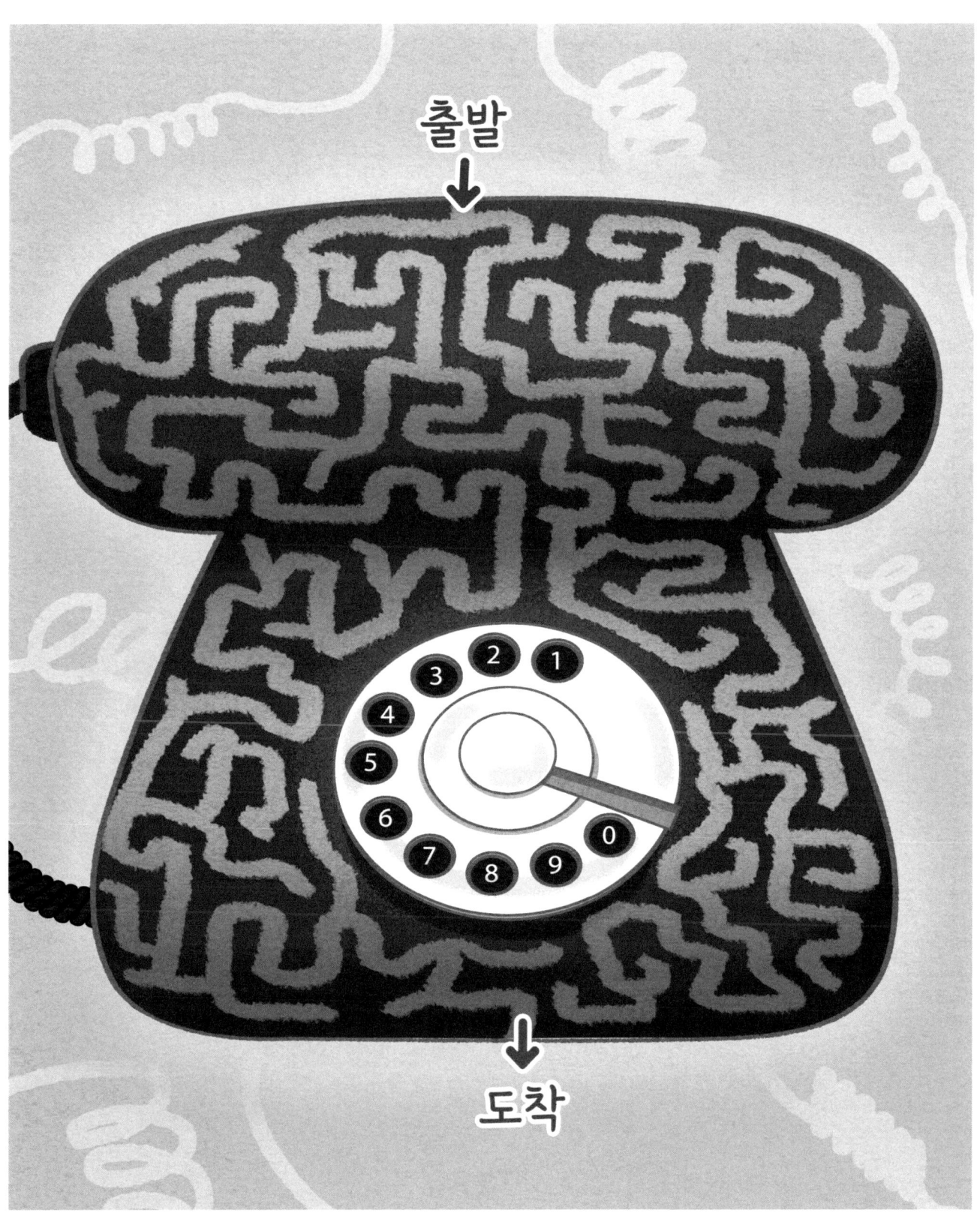

장작 모으기

장작을 모두 모아 도착까지 가보세요.

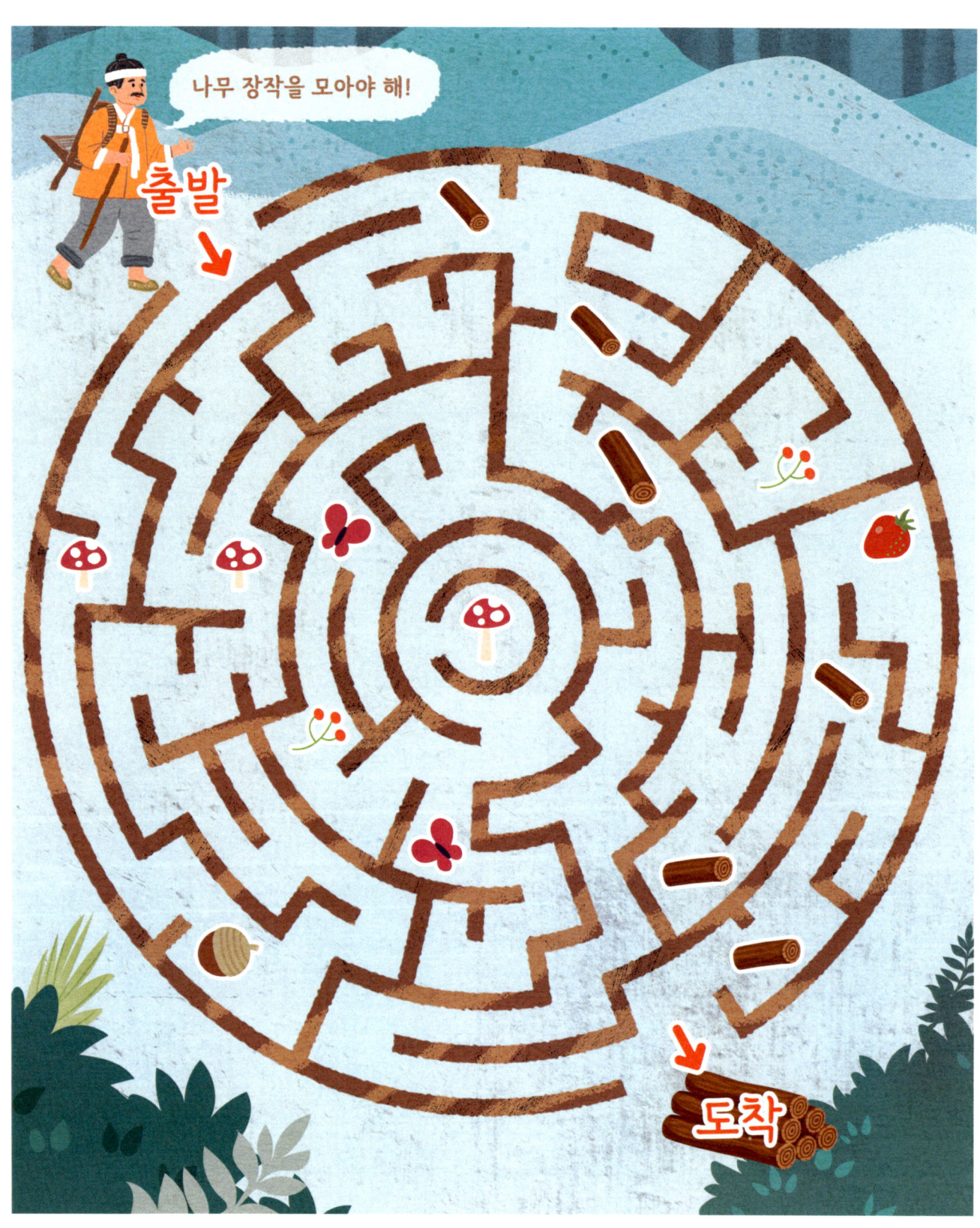

산수 미로

미로를 풀고, 만난 음식의 합계 금액을 알아맞혀 보세요.

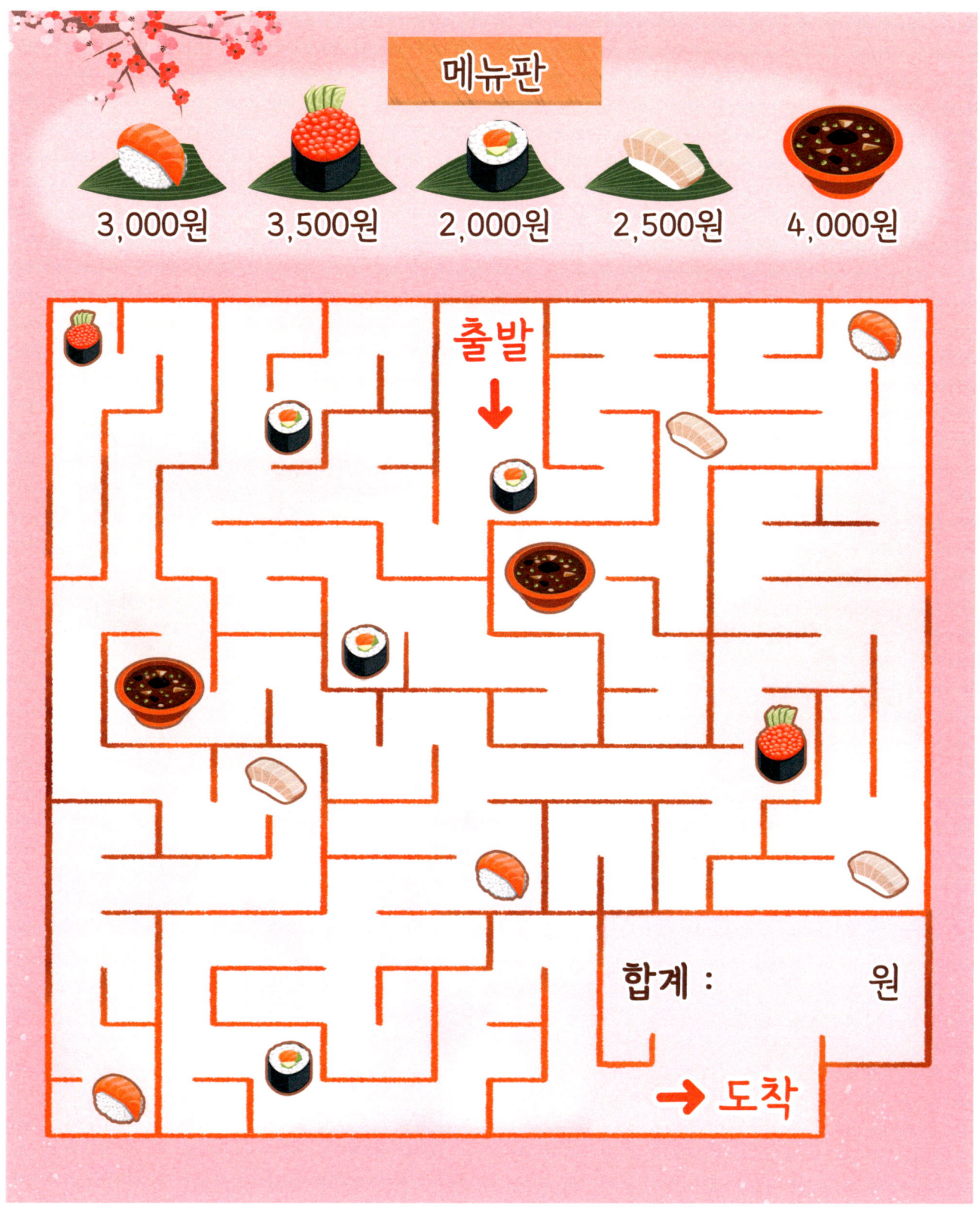

막내 찾기

미로를 따라 출발에서 도착까지 가보세요.

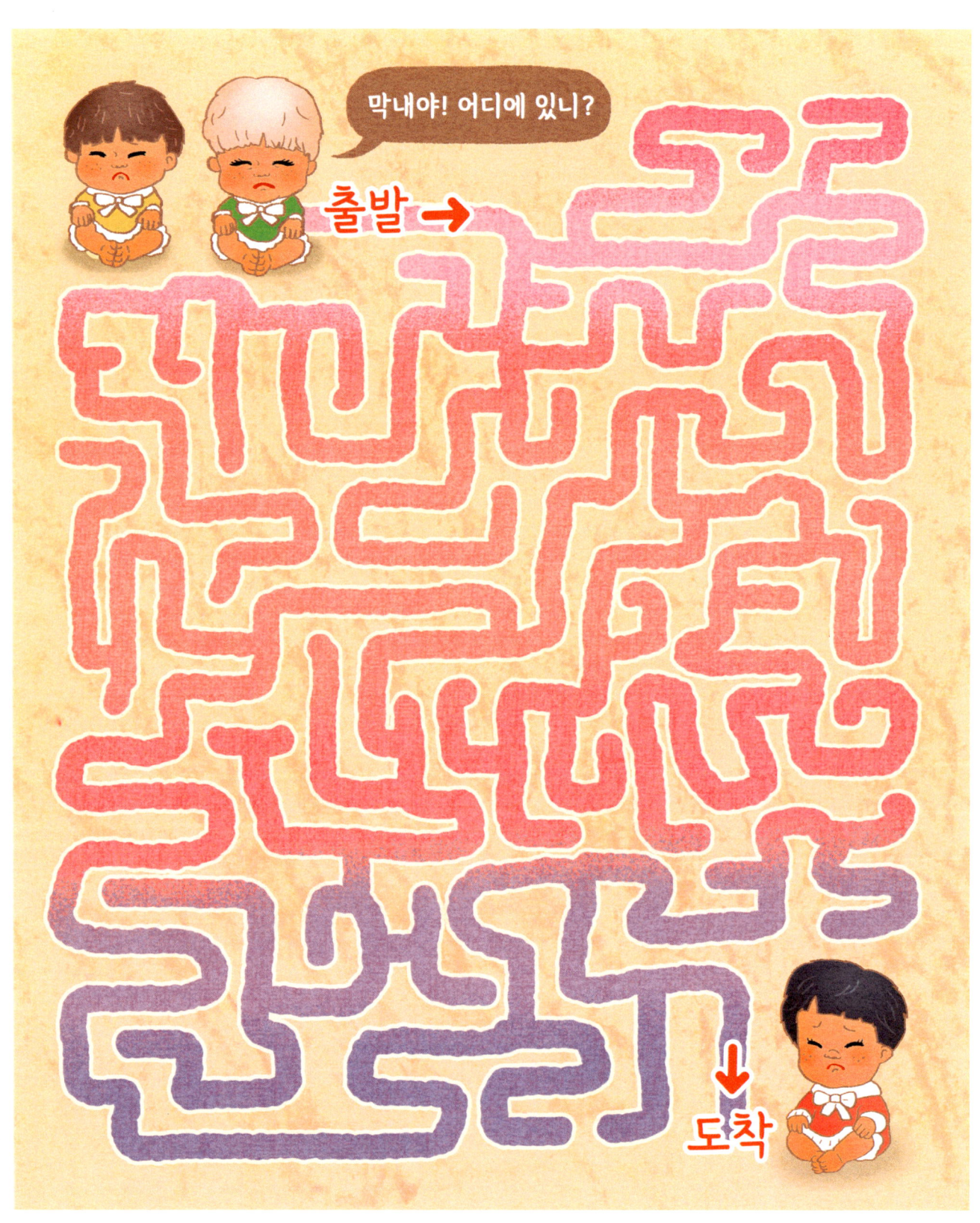

짝이 맞는 신발 찾기

상자 안에 있는 신발을 잘 보고, 신발의 짝을 찾아가 보세요.

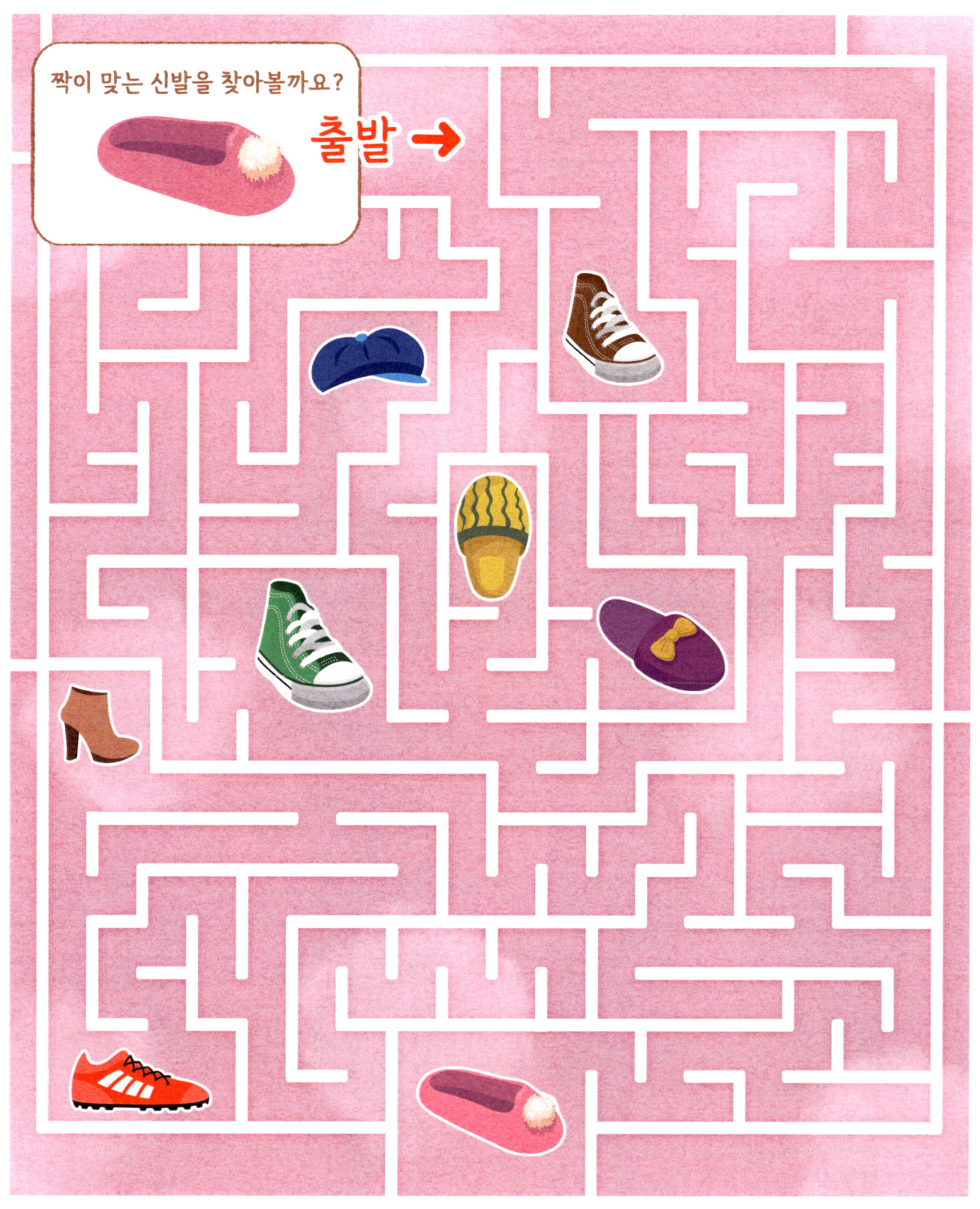

산수 미로

미로를 풀고, 톨게이트 요금으로 내야 할 금액을 알아맞혀 보세요.

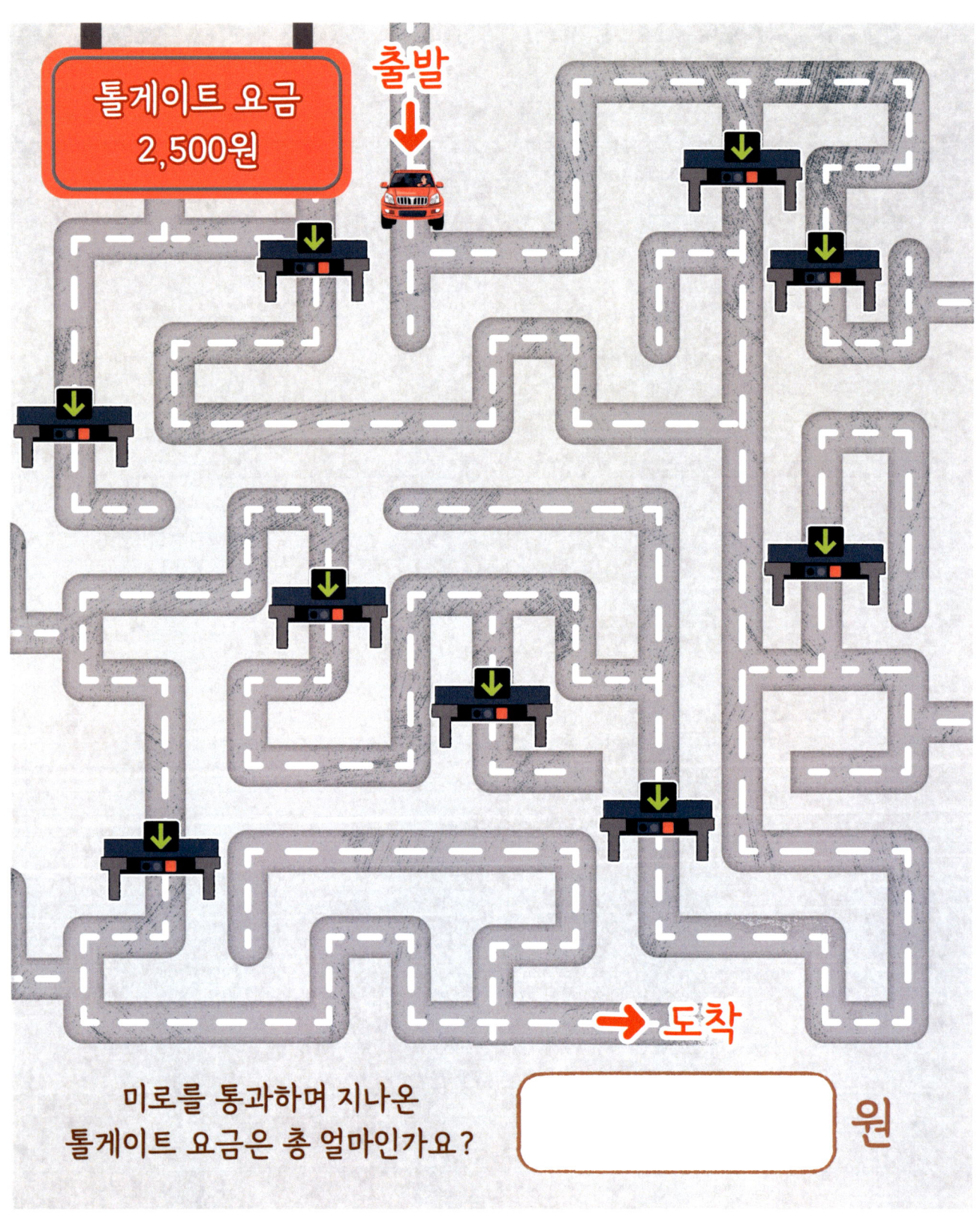

미로를 통과하며 지나온 톨게이트 요금은 총 얼마인가요? ☐ 원

액세서리 미로

미로를 따라 출발에서 도착까지 가보고 질문의 답을 알아맞혀 보세요.

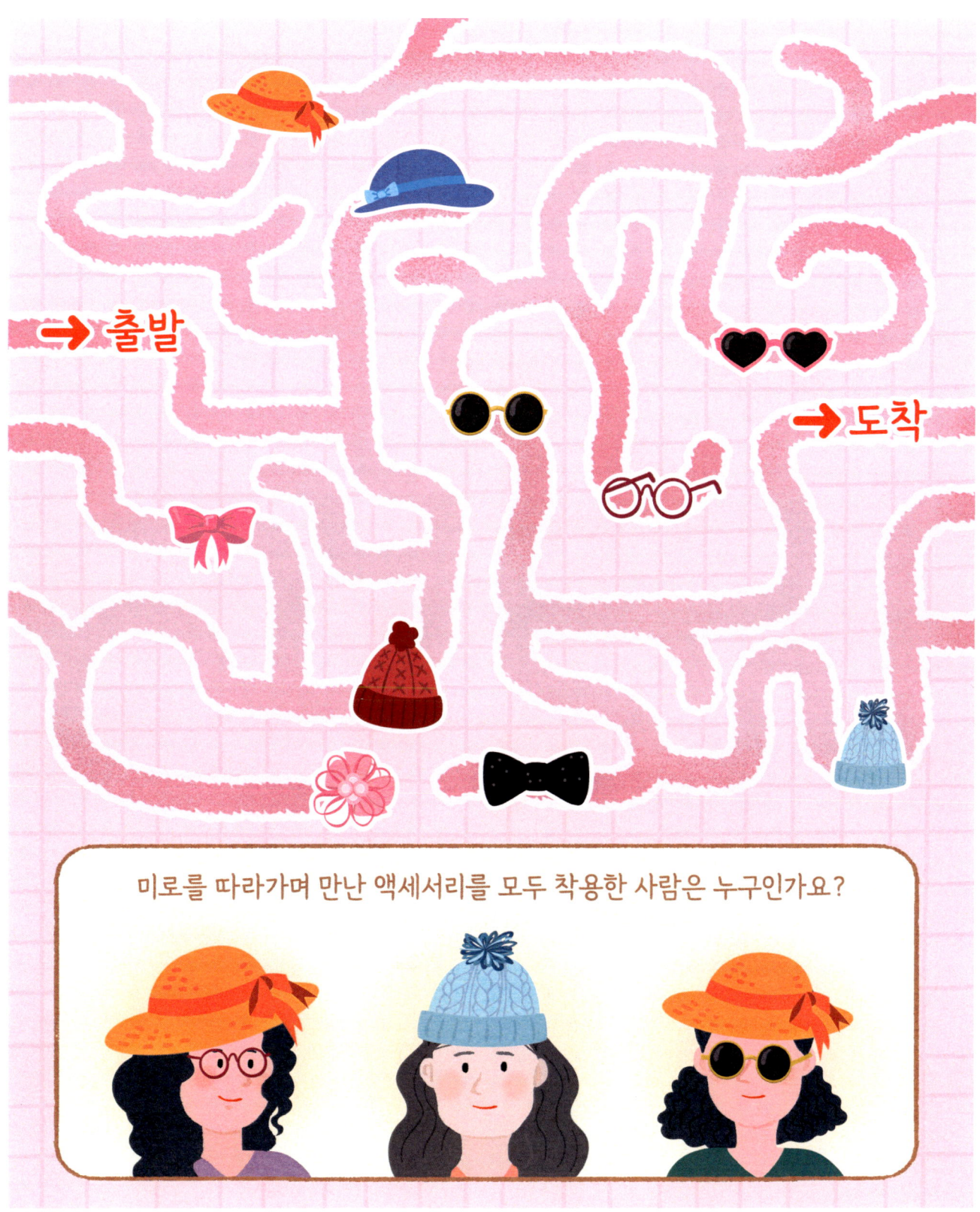

미로를 따라가며 만난 액세서리를 모두 착용한 사람은 누구인가요?

치즈 미로

늘어진 치즈를 따라가 어떤 치즈와 붙어 있는지 알아맞혀 보세요.

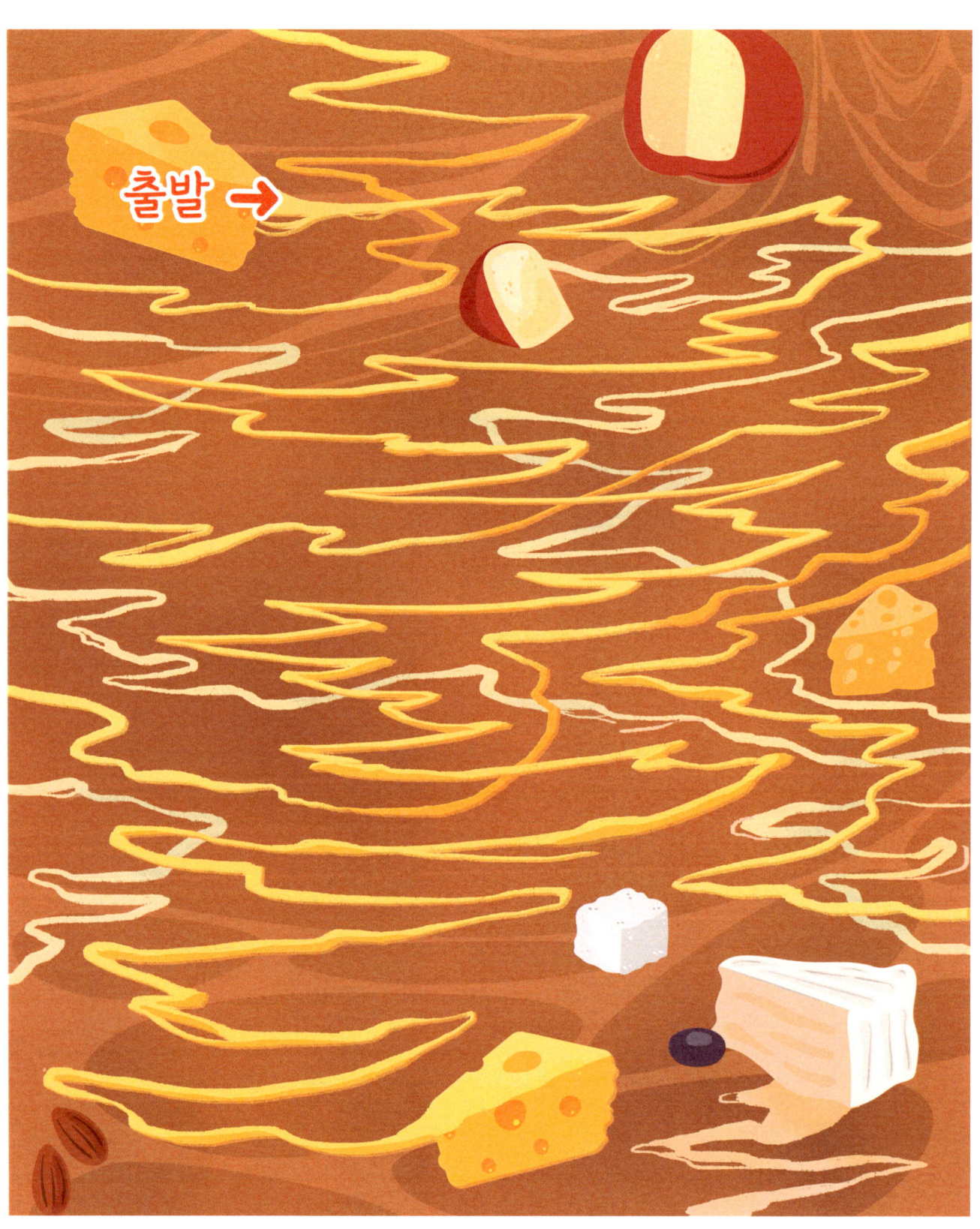

사진 찾기

여자의 말을 잘 보고, 여자가 찾는 사진을 찾아가 보세요.

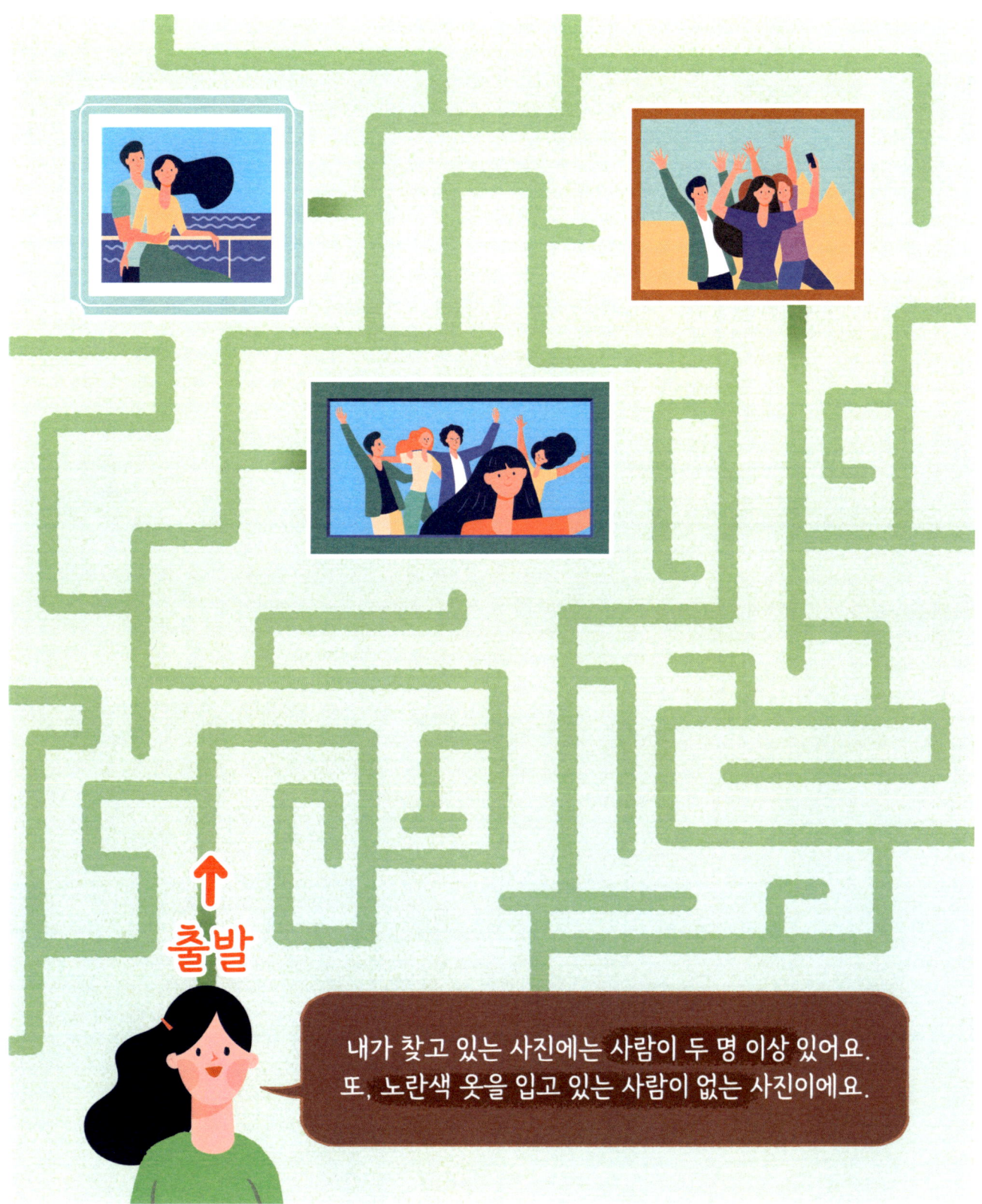

계란말이 미로

미로를 따라 출발에서 도착까지 가보세요.

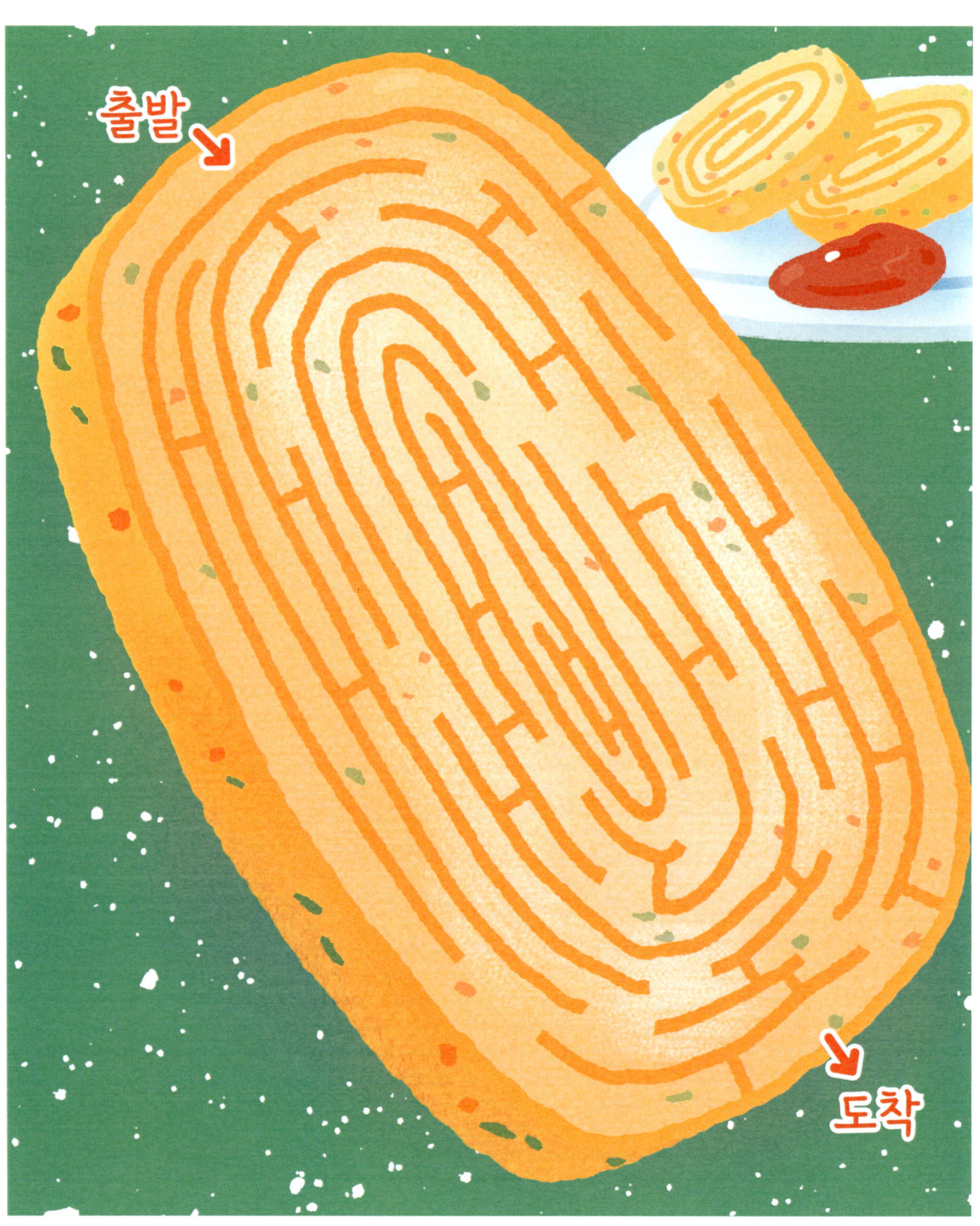

책 정리하기

책을 모두 모아 도착까지 가보세요.

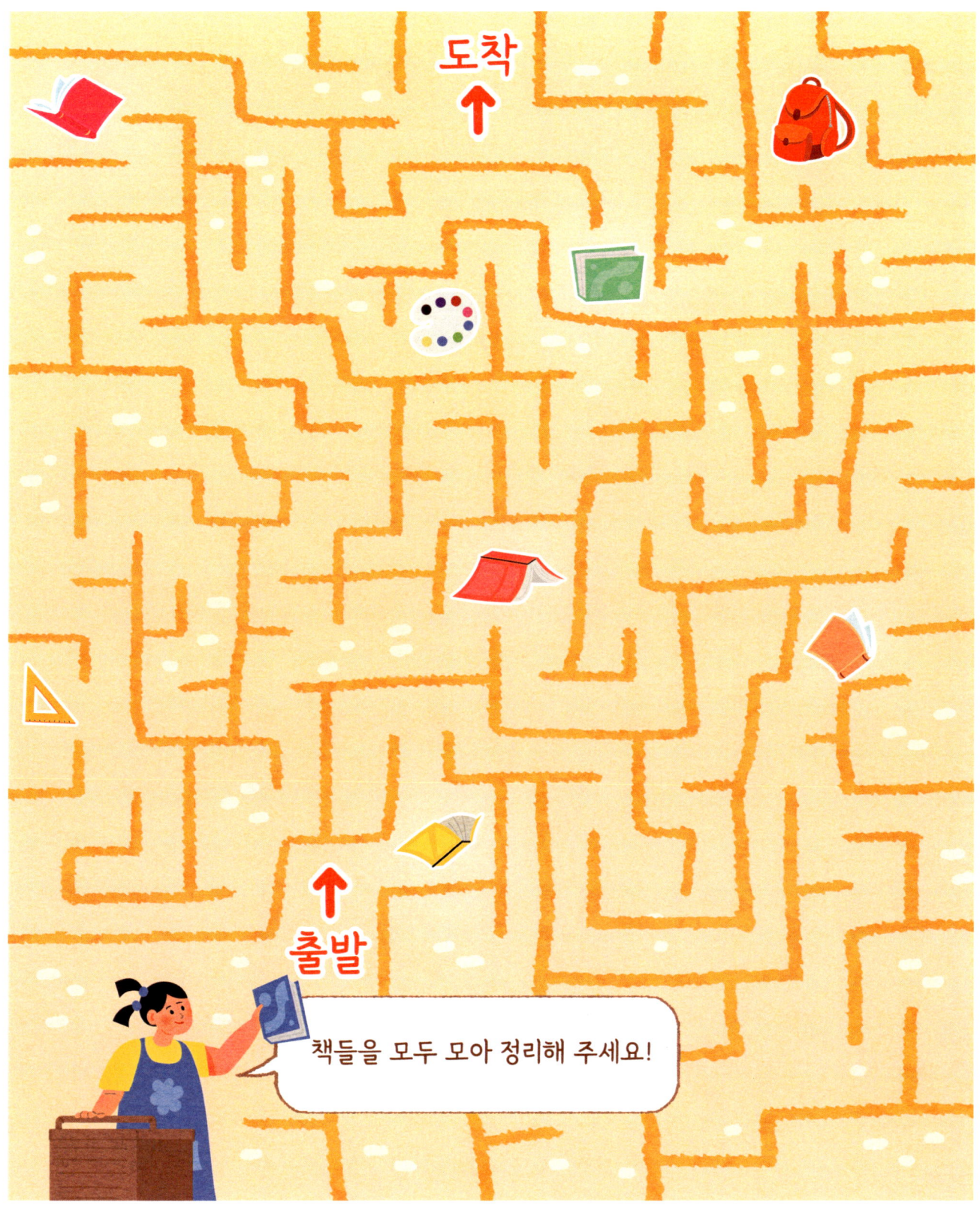

규칙 따라가기 미로

아래의 규칙을 따라 출발에서 도착까지 가보세요.

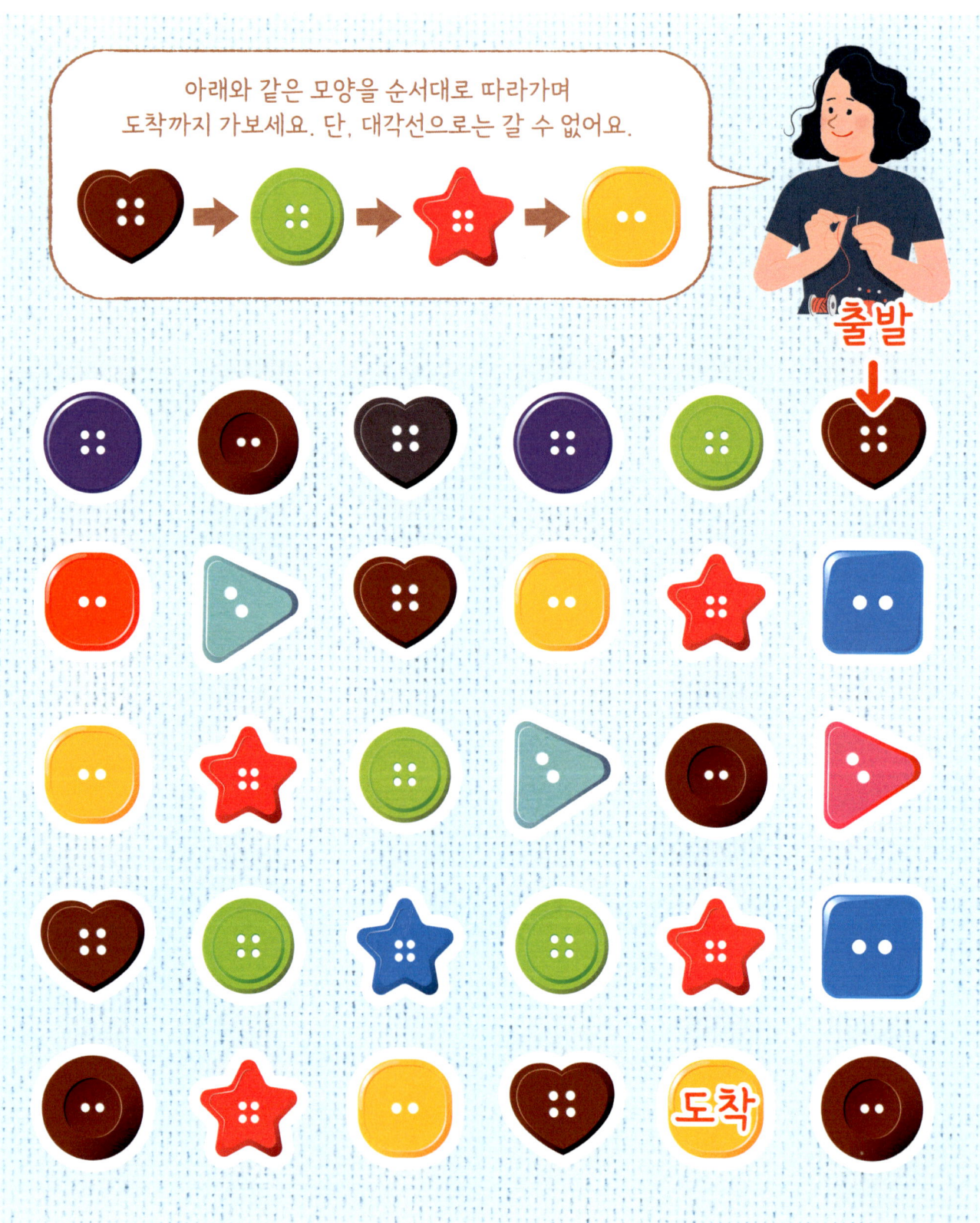

머리카락 미로

머리에 난 길을 따라 출발에서 도착까지 가보세요.

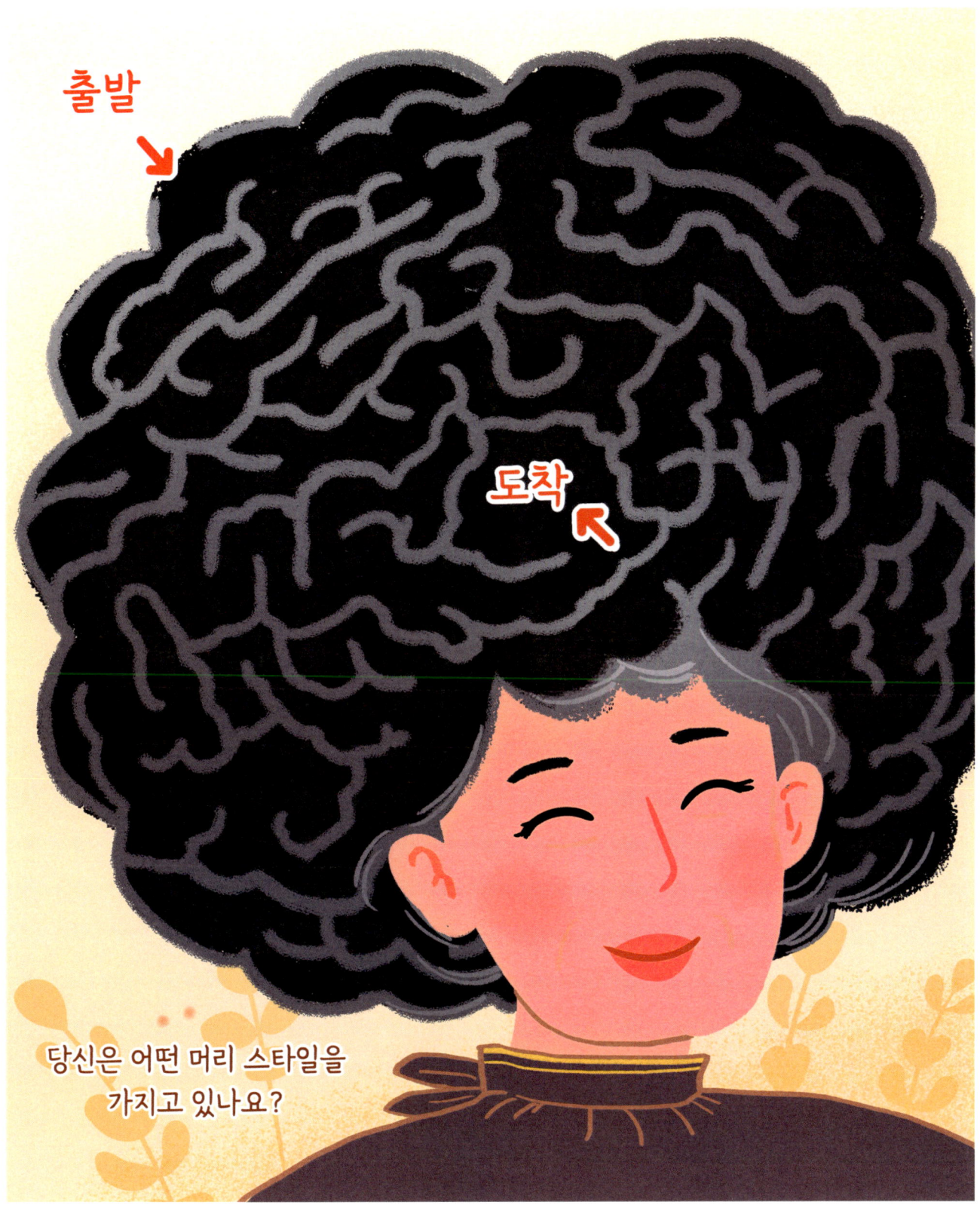

당신은 어떤 머리 스타일을 가지고 있나요?

정답

p.1 p.2 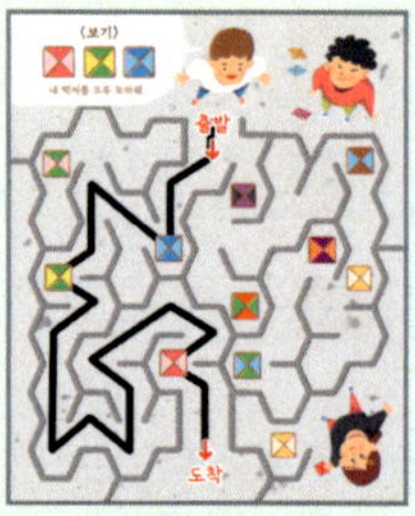 p.3 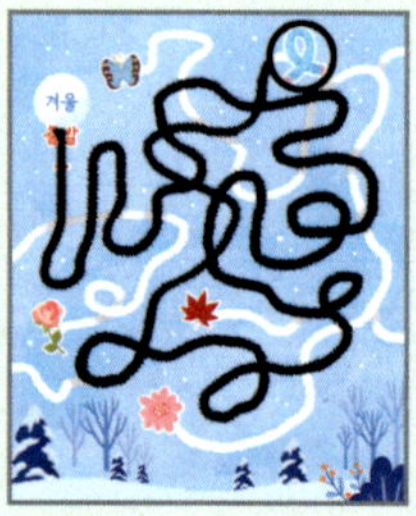 p.4 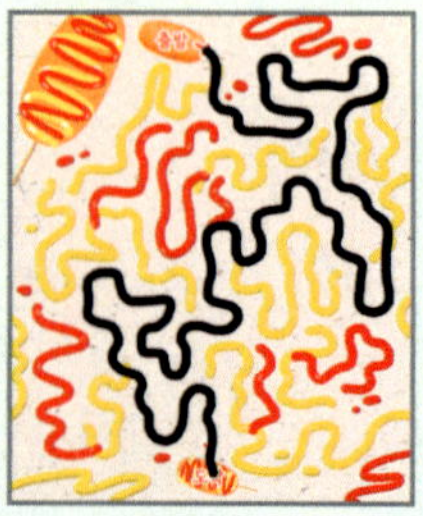 p.5 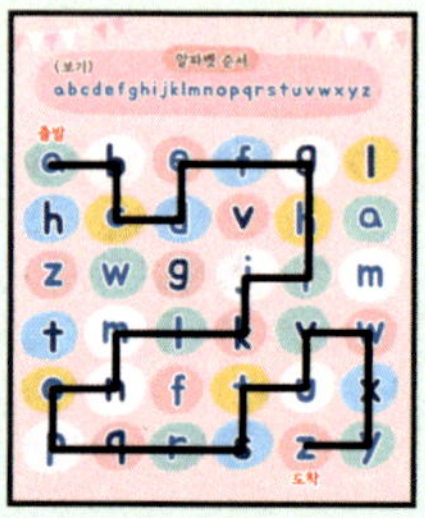 p.6

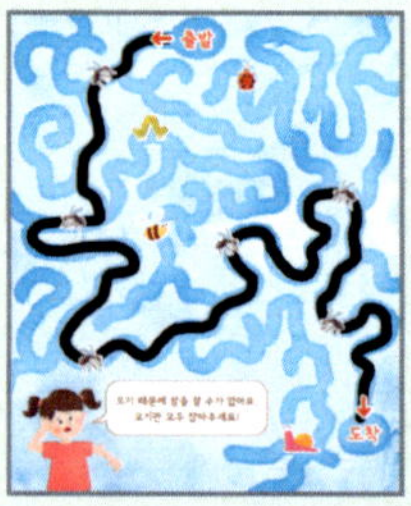

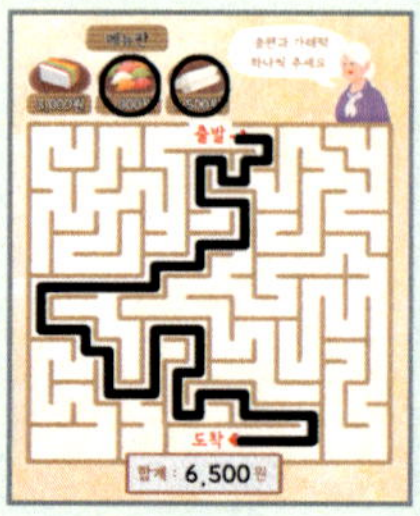

4,000+2,500=6,500

p.7 p.8 p.9 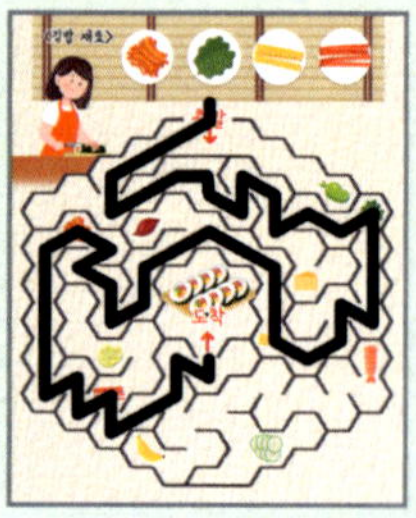 p.10 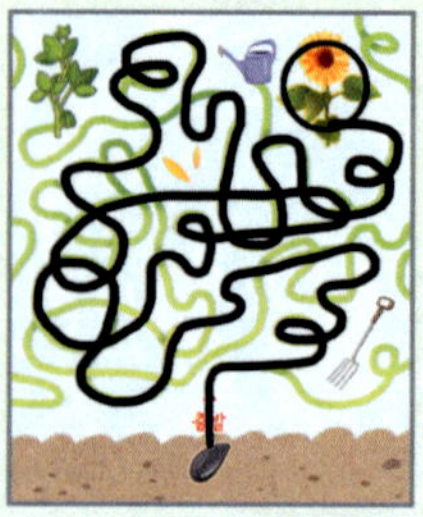 p.11 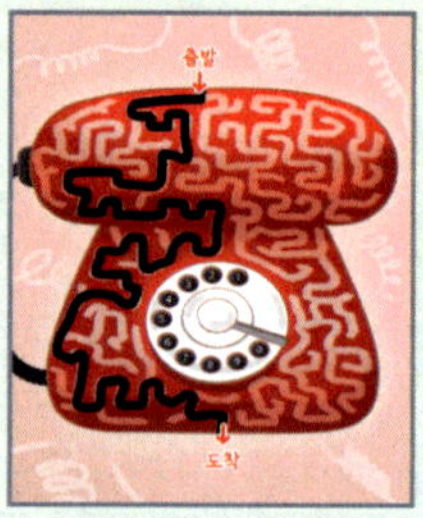 p.12

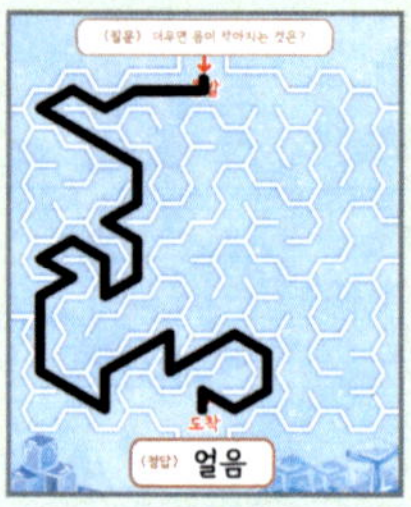

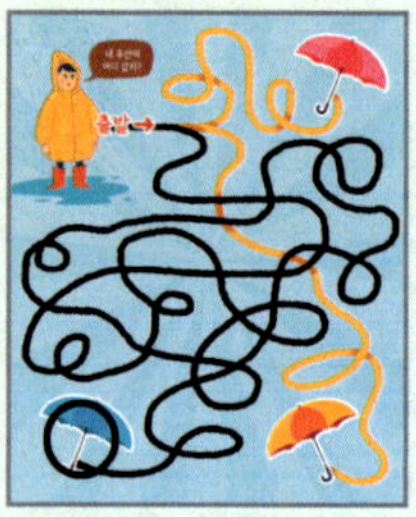

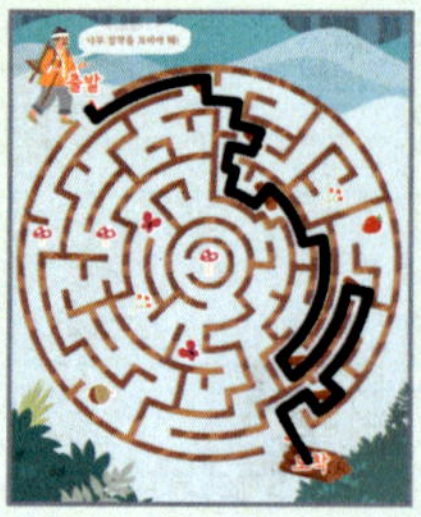

얼음

p.13 p.14 p.15 p.16 p.17 p.18

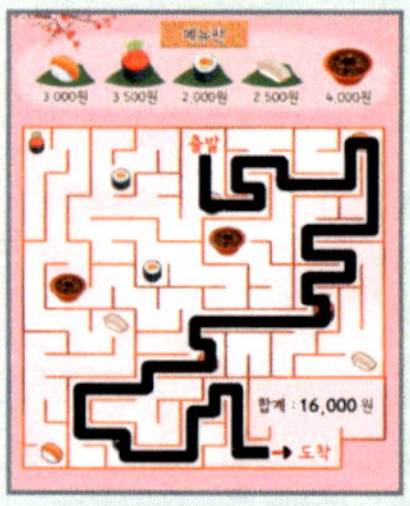

2,000+2,500+3,000
+3,500+3,000
+2,000 =16,000

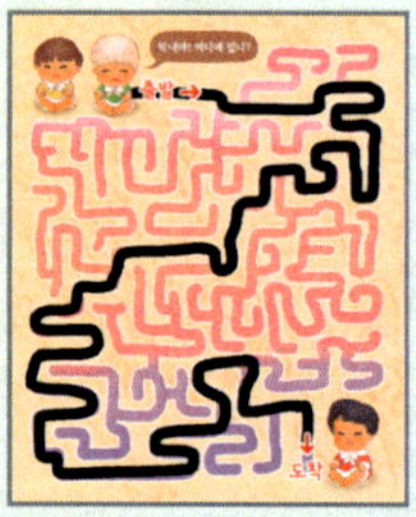

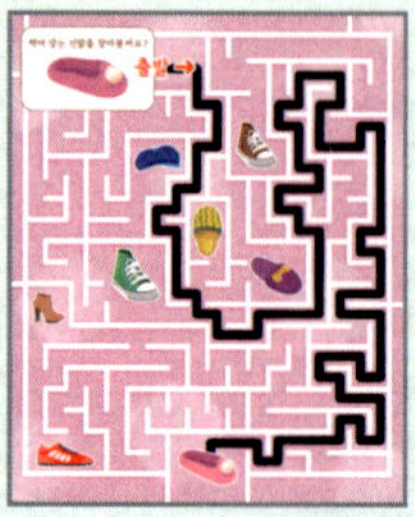

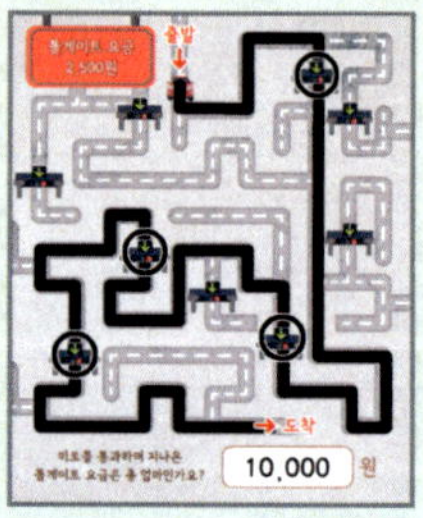

2,500×4=10,000

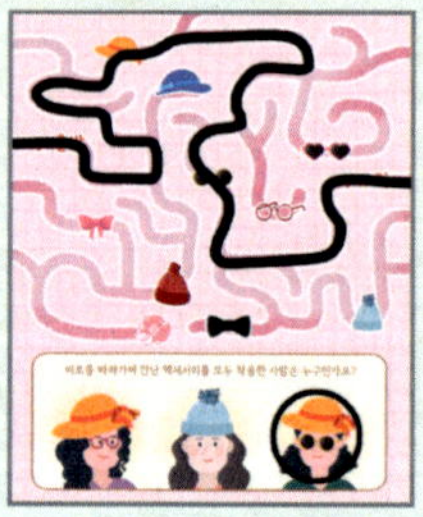

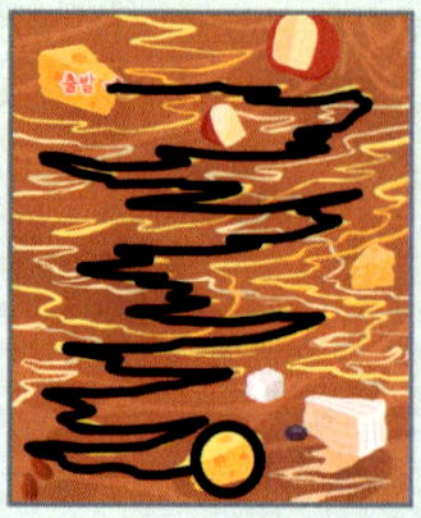

p.19 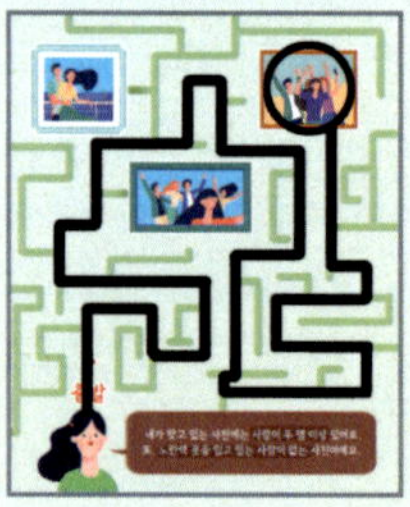 p.20 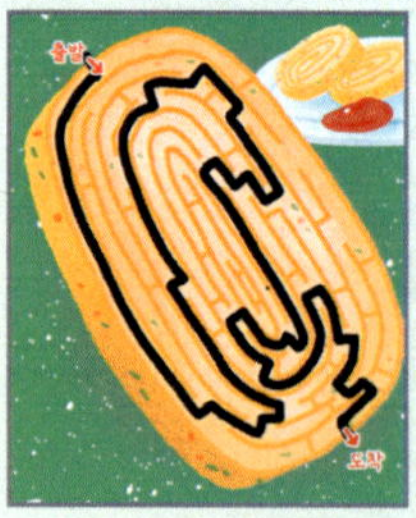 p.21 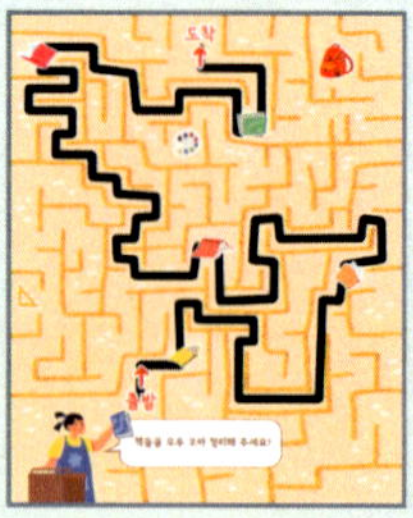 p.22 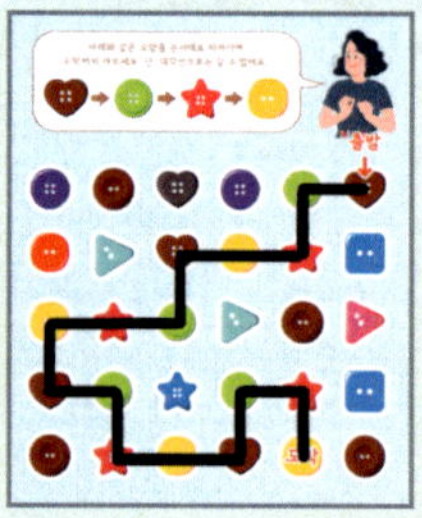 p.23

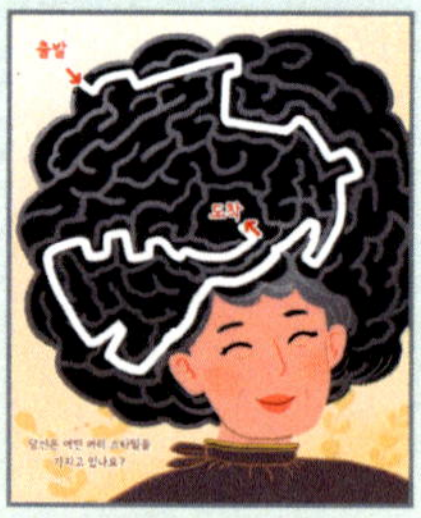